# BEI GRIN MACHT SICH IHR WISSEN BEZAHLT

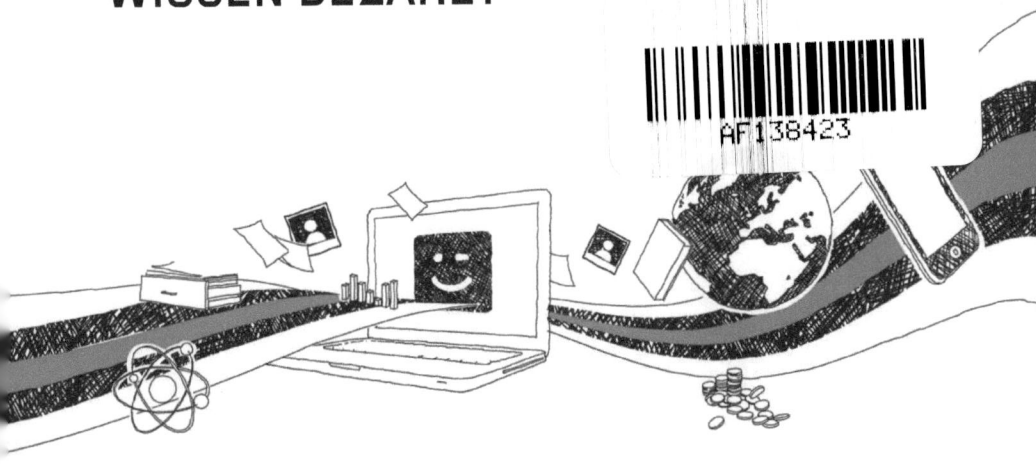
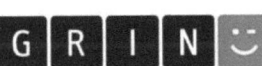

# Flexible Arbeitszeitmodelle in der Pflege. Welche Möglichkeiten gibt es?

Lore Krüger

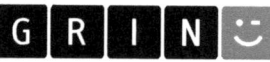

**Bibliografische Information der Deutschen Nationalbibliothek:**

Die Deutsche Nationalbibliothek verzeichnet diese Publikation in der Deutschen Nationalbibliografie; detaillierte bibliografische Daten sind im Internet über http://dnb.d-nb.de abrufbar.

ISBN: 9783346812414
Dieses Buch ist auch als E-Book erhältlich.

Druck und Bindung: Books on Demand GmbH, Norderstedt Germany
Gedruckt auf säurefreiem Papier aus verantwortungsvollen Quellen

Das vorliegende Werk wurde sorgfältig erarbeitet. Dennoch übernehmen Autoren und Verlag für die Richtigkeit von Angaben, Hinweisen, Links und Ratschlägen sowie eventuelle Druckfehler keine Haftung.

Das Buch bei GRIN: https://www.grin.com/document/1321964

# Internationale Hochschule

## Gesundheits- und Pflegepädagogik
## (M.A.)

Personalbindung durch Individualisierung

**Prüfungsleistung:**

*„Flexible Arbeitszeitmodelle in der Pflege – welche Möglichkeiten gibt es?"*

eingereicht von

Lore Krüger

Dresden, den 22.03.2022

# Inhaltsverzeichnis

# I. Abbildungsverzeichnis

# II. Abkürzungsverzeichnis

| | |
|---|---|
| BAuA | Bundesanstalt für Arbeitsschutz und Arbeitsmedizin |
| DRG | Diagnosis Related Groups |
| HIV | Human Immunodeficiency Virus |
| RKI | Robert Koch-Institut |
| SITA | Schichtdienstmodell und IT-gestützte Dienstplanung in der stationären Altenhilfe |
| WLB | Work-Life-Balance |

# 1 Einleitung

„Die Altersgrenze für die Regelaltersrente ohne Abschläge wird bis 2029 schrittweise auf 67 Jahre angehoben." (Deutsche Rentenversicherung, 2022) Laut Statista ist eine Erhöhung der Lebensarbeitszeit in Deutschland im Zeitraum von 2010 bis 2020 zu verzeichnen. Die Dauer der Erwerbstätigkeit eines Menschen lag dabei im Jahr 2010 insgesamt bei 36,8 Jahren, während dessen diese im Jahr 2020 voraussichtlich bei 39,1 Jahren lag (Vgl. Rudnicka, 2022). Demnach verbringen Menschen einen nicht zu unterschätzenden Bestandteil der kompletten Lebenszeit am Arbeitsplatz. Ein besonderes Augenmerk muss auf Berufe gelegt werden, welche physisch und psychisch besondere Herausforderungen an die Arbeitnehmer*innen stellen. Das Berufsbild der Pflege ist geprägt durch hohe geistige und auch körperliche Anstrengung (Vgl. Breinbauer, 2020, S. 74). Ebenfalls ist zu verzeichnen, dass die Arbeitsbelastung bei den Pflegekräften in den letzten Jahren gestiegen ist (Vgl. Deutsches Ärzteblatt, 2016). „Als Gründe werden die größeren wirtschaftlichen Zwänge genannt, die mit einer höheren Arbeitsdichte für die gleiche Anzahl von Pflegenden einhergehen, sowie die ansteigenden Anforderungen an die Pflege durch die zunehmende Pflege schwer kranker Patienten." (Hasselhorn et al., 2005, S. 135) Deutschland unterliegt einem Pflegekräftemangel (Vgl. Radtke, 2022a). Die körperlichen und psychischen Bedingungen des Berufsbildes können einen frühzeitigen Berufsaustritt begünstigen und wirken sich dementsprechend nicht förderlich auf den Pflegekräftemangel aus (Vgl. Breinbauer, 2020, S. 98). Nachhaltige Präventions- und Personalbindungsstrategien nehmen im Pflegeberuf eine elementare Rolle ein und bieten großes Potenzial, um den Pflegekräftemangel langfristig entgegen zu wirken. Dabei müssen gesundheitliche und auch lebensphasenorientierte Dimensionen betrachtet werden. Flexible Arbeitszeitformen bilden die Grundlage für die Vereinbarkeit von Familie und Beruf und können die Fachkräftesicherung vorantreiben (Vgl. Raiber et al., 2020, S. 247).

In der vorliegenden Seminararbeit werden die Möglichkeiten der Personalbindung durch Individualisierung untersucht. Dabei wird der Fokus auf die Gestaltung flexibler Arbeitszeitmodelle im Pflegeberuf gelegt und verschiedene Möglichkeiten der flexiblen Arbeitszeitgestaltung untersucht.

Im ersten Abschnitt der Seminararbeit wird die Relevanz des Themas betrachtet. Anschließend wird der Aufbau des sogenannten Dreischichtsystems und seine Folgen dargelegt sowie die Möglichkeit der Flexibilisierung als Personalbindungsstrategie untersucht. Im weiteren Verlauf wird die Vorgehensweise bezüglich der Einführung eines neuen Arbeitszeitmodells untersucht sowie verschiedene Gestaltungsoptionen von flexiblen Arbeitszeitmodellen im Pflegeberuf diskutiert. Abschließend werden zwei konkrete Umsetzungsbeispiele vorgestellt.

# 2    Relevanz des Themas

In Zeiten von Corona wurde der Pflegekräftemangel in der Gesellschaft sichtbar gemacht, obwohl dieser bereits vor Beginn der Pandemie deutlich zu verzeichnen war. Nach Angaben von Statista fehlten in Deutschland bereits 2020 insgesamt ca. 376 Tausend Pflegekräfte, dabei 145 Tausend in der ambulanten Versorgung und 230 Tausend in der stationären Versorgung. Der deutlich feststellbare Notstand wird sich weiter zuspitzen. Schätzungen zufolge werden in Deutschland bis zum Jahr 2035 ca. 493 Tausend Pflegekräfte fehlen (Vgl. Radtke, 2022a). Der Pflegeberuf ist gekennzeichnet durch hohe geistige und körperliche Anforderungen. Eine professionelle Pflege fordert auf der einen Seite ein umfangreiches pflegewissenschaftliches Fachwissen, welches kontinuierlich auf dem neuesten Stand gehalten werden muss. Auf der anderen Seite verlangt der Pflegeberuf auch körperliche Fähigkeiten, eine besondere Kommunikationsfähigkeit sowie Sozialkompetenz in der Versorgung von Patient*innen sowie im Umgang mit dessen Angehörigen. Der Alltag einer Pflegekraft gestaltet sich äußerst facettenreich und umfasst verschiedene komplexe und anspruchsvolle Aufgaben, welche teilweise sehr fordernd und auch belastend für die Pflegekräfte sein können (Vgl. Breinbauer, 2020, S. 74-75). Deutschland unterliegt einem demografischen Wandel, welcher ebenfalls für den Pflegeberuf eine bedeutende Relevanz hat. Dabei nimmt die Zahl an älteren Menschen stark zu, während dessen die Zahl der jüngeren Gesellschaft sinkt. Gründe dafür sind zum einen die niedrige Geburtenzahl und zum anderen die kontinuierlich steigende Lebenserwartung der Bevölkerung. Resultierend aus einer besseren gesundheitlichen Versorgung und dem kontinuierlich voranschreitenden medizinischen Fortschritt ist eine Abnahme der Mortalität aufgrund verschiedener Erkrankungen festzustellen. Demnach nimmt der Altersdurchschnitt der deutschen Bevölkerung immer weiter zu (Vgl. Kühn, 2017). Im Jahr 2020 lag die durchschnittliche Lebenserwartung von Frauen bei 83,6 Jahren und bei Männern bei 78,9 Jahren. Die Lebenserwartung wird bis zum Jahr 2060 weiter steigen. Schätzungen zufolge liegt die Lebenserwartung für Frauen dann bei 88,8 Jahren und bei Männern bei 84,8 Jahren (Vgl. Radtke, 2022b). Zunehmendes Alter stellt einen zentralen Faktor für die Entstehung von Pflegebedürftigkeit dar. Die Pflegequote beträgt bei Menschen zwischen 70 und 74 Jahren ca. 8 Prozent. Bei den über 90-Jährigen ist ein starker Zuwachs der Pflegequote zu verzeichnen. Der Anteil der Pflegebedürftigen liegt in dieser Altersgruppe bei 76 Prozent. Aufgrund des demografischen Wandels wird die Zahl der Pflegebedürftigen in Zukunft weiterhin steigen (Vgl. Statistisches Bundesamt, 2022). Im Jahr 2017 wurde ebenfalls der Pflegebedürftigkeitsbegriff neu definiert. Einhergehend wurde die bisherige Differenzierung von drei Pflegestufen durch die Einführung von fünf Pflegegraden abgelöst (Vgl. GKV-Spitzenverband, 2017). Durch die gesetzliche Einführung des neuen Pflegebedürftigkeitsbegriff stieg die Zahl der Pflegebedürftigen stark an (Vgl. Statistisches Bundesamt, 2022). Alte bzw. hochaltrige Menschen weisen jedoch nicht nur ein höheres Risiko der Pflegebedürftigkeit auf, sondern unterliegen ebenfalls der höheren Wahrscheinlichkeit an chronischen Erkrankungen und an Multimorbidität zu leiden (Vgl. RKI, n.d.).

Der demografische Wandel, die Pflegequote von hochbetagten Menschen sowie die mit dem Alter zunehmende Multimorbidität und dem damit verbundenen erhöhten Behandlungsvolumen nehmen auf jegliche Sektoren des Gesundheitswesen Einfluss. Sowohl die ambulante Versorgung als auch die stationäre Langzeitpflege und der Krankenhaus-Sektor werden von diesen Faktoren beeinflusst. Mit der Einführung des DRG-Systems (Diagnosis Related Groups) im Jahr 2004 veränderte sich der Krankenhaus-Sektor aufgrund des Fallpauschalensystems erheblich. Demnach ist nicht mehr die Dauer des Krankenhausaufenthalts für die Abrechnung ausschlaggebend, sondern Diagnose und Therapie. Dies hat auf der einen Seite die Verkürzung der Verweildauer von Patient*innen zur Folge, welche sich negativ auf die Versorgungsqualität auswirken kann. Auf der anderen Seite müssen ebenfalls mehr Patient*innen in kürzerer Zeit versorgt werden. Dies stellt eine enorme Belastung für alle an der Versorgung Beteiligten dar, einschließlich des Pflegepersonals (Vgl. Flintrop. 2006, S. 3082-3085). Das System der diagnosebezogenen Fallpauschalen und die damit einhergehenden Veränderungen im Krankenhaus-Sektor in Verbindung mit den Auswirkungen des demografischen Wandels nehmen Einfluss auf das gesamte Gesundheitspersonal und stellt dieses vor erhebliche Herausforderungen. Es bedarf vor allem an mehr Pflegepersonal, um den steigenden Versorgungsbedarf der Gesellschaft zu kompensieren.

Die Berufsgruppe der Pflege ist im Gegensatz zu anderen Berufsgruppen häufiger vom sogenannten Burnout-Syndrom betroffen. Dies ist zurückzuführen auf die erhöhten psychischen Belastungen und der damit einhergehenden emotionalen Erschöpfung, welche der Pflegeberuf ebenfalls mit sich bringen kann. Sind die Fähigkeiten und Ressourcen zur Dekompensation dieser Überlastung unzureichend, kann dies zur Entstehung eines Burnouts führen. Einhergehend kommt es zu hohen Fehlzeiten. Im Jahr 2017 betrug die durchschnittliche Fehlzeit von Pflegekräften aufgrund psychischer Erkrankungen und Burnout ca. 25 Tage (Vgl. Breinbauer, 2020, S. 91).

Die hohe psychische und auch körperliche Arbeitsbelastung im Pflegeberuf können einen vorzeitigen Berufsausstieg zur Folge haben. Die allgemeine Verweildauer im Pflegeberuf fällt im Vergleich zu anderen Berufsgruppen kürzer aus und führt vermehrt zu einem Austritt aus dem Beruf vor dem Renteneintritt (Vgl. Breinbauer, 2020, S. 98). „Als Gründe für den vorzeitigen Ausstieg aus dem Pflegeberuf werden vor allem die schlechten Rahmen- und Arbeitsbedingungen genannt, sowie die hohe Belastung, fehlende Anerkennung und die Unvereinbarkeit von Familie und Beruf durch die Arbeitszeitgestaltung." (Breinbauer, 2020, S. 98)

Die Unvereinbarkeit von Familie und Beruf aufgrund von Zeitmangel und Erschöpfung führt häufig zu einem Rollenkonflikt, beispielsweise bezüglich der Rolle als Mutter. Dieser sogenannte Rollenkonflikt ist bei Pflegekräften im Vergleich zu Ärzt*innen stärker ausgeprägt und führt zu steigender Arbeitsunzufriedenheit, welche sich durch emotionale Erschöpfung, dem Wunsch nach Kündigung oder Wechsel des Arbeitsplatzes äußert (Vgl. Raiber et al., 2020, S. 242). Eine bedeutsame Ursache für solch eine Konfliktentstehung liegt in der Arbeitszeitenregelung des Pflegeberufs. Eine professionelle Pflege von Menschen in der stationären Langzeitversorgung oder auch im Krankenhaus umfasst eine Rund-um-die-Uhr-Betreuung durch die Pflegekräfte. Um eine

Gesundheitsversorgung über 24 Stunden hinweg gewährleisten zu können, sind sogenannte Wechseldienste und auch Nachtschichten notwendig. Diese Form der Arbeitszeit über einen längeren Zeitraum hinweg kann zur Schädigung der Gesundheit und zur Gefährdung der privaten und sozialen Teilhabe führen. Aufgrund des Fachkräftemangels und den Belastungen, welche vor allem auch auf das Arbeitszeitmodell Schichtarbeit zurückzuführen sind, wird das Thema Arbeitszeitmodelle in den letzten Jahren stark diskutiert (Vgl. Bauer, 2006, S. 97-98). „Die Vereinbarkeit von Beruf und Privatleben nimmt [...] für die Gesundheit von Pflegekräften und zugleich für die Personalbindung eine elementare Rolle ein [...]." (Raiber, 2020, S. 242) Es stellt sich die Frage, welche Veränderungen notwendig sind, um dem Pflegekräftemangel entgegenzuwirken und den Pflegeberuf und seine Rahmenbedingungen attraktiv für die/den Arbeitnehmer*in zu gestalten.

# 3 Arbeitszeitmodelle

Es gibt eine Vielzahl an unterschiedlichen Arbeitszeitmodellen, welche sich in Zeit und Ort der Tätigkeit sowie Flexibilität unterscheiden. Die unterschiedlichen Arbeitszeiten nehmen einen erheblichen Einfluss auf die Vereinbarkeit von Arbeit und Privatleben, einschließlich Zeit für die Familie, Freizeit sowie Zeit für die*den Beschäftige*n selbst zur Erholung (Vgl. Bundesanstalt für Arbeitsschutz und Arbeitsmedizin, 2019, S. 3). Die Schichtarbeit stellt ein gängiges Arbeitszeitmodell im Pflegeberuf dar (Vgl. Deutscher Gewerkschaftsverbund, 2019). Flexibilität bezüglich der Arbeitszeitmodelle in der Pflegebranche erweist sich bisher als unzureichend, zum Nachteil der Attraktivität des Berufsbildes (Vgl. Makus, 2021).

## 3.1 Das Dreischichtsystem in der Pflege und seine Folgen

Das im Pflegeberuf gängige Arbeitszeitmodell Schichtarbeit zählt zu den atypischen Arbeitszeitformen und ist unterteilt in eine Vielzahl von verschiedenen Schichtdienstmodellen (Vgl. BAuA, 2019, S. 9; Schmal, 2015, S. 5). Die sogenannte Wechselschicht stellt die Arbeit in einem Mehrschichtsystem dar, das bedeutet beispielsweise in einem Zwei- oder Dreischichtsystem. Dabei umfasst das Zweischichtsystem in der Regel die Früh- und Spätschicht, wobei das Dreischichtsystem zusätzlich die Nachtschicht beinhaltet (Vgl. Deutscher Gewerkschaftsverbund, 2019). „Schichtarbeit ist aus technischen, wirtschaftlichen und sozialen Gründen unverzichtbar. So lassen sich bestimmt Arbeitsprozesse [...] nicht einfach unterbrechen." (BAuA, 2019, S. 45) Die Versorgung von Menschen im Krankenhaus oder in stationären Langzeiteinrichtungen muss rund um die Uhr gesichert werden. Die meisten Pflegekräfte arbeiten in einem Schichtsystem bestehend aus Früh-, Spät- und Nachtschicht, Wochenende und Feiertage sind dabei miteingeschlossen, um die Rund-um-die-Uhr-Betreuung der Patient*innen gewährleisten zu können. Eine Schicht umfasst je acht Stunden Arbeitszeit (Vgl. Deutscher Gewerkschaftsverbund, 2019). Schichtdienstmodelle können ebenfalls unterschiedliche Formen annehmen, wie beispielsweise die Dauerfrühschicht,

Dauerspätschicht oder Dauernachtschicht. Ebenfalls wird Pflegekräften die Möglichkeit geboten im Schichtdienst beispielsweise ohne Nachtarbeit zu arbeiten. Zwischen den einzelnen Schichten gibt es meist eine Überlappungszeit. In dieser Zeit findet beispielsweise auf Station im Krankenhaus die Übergabe statt (Vgl. Schmal, 2015, S. 6-7). Die gesetzlichen Grundlagen der Nacht- und Schichtarbeit sind im Arbeitszeitgesetz § 6 beschrieben (Vgl. Deutscher Gewerkschaftsverbund, 2019). Nach Angaben des Statistischen Bundesamts arbeiteten im Jahr 2018 über die Hälfte die Pflegekräfte im Schichtdienst. Ebenfalls ist der Pflegeberuf in der Wochenendarbeit vermehrt vertreten. Demnach arbeiteten 75 Prozent der Krankenpfleger*innen und 80 Prozent der Altenpfleger*innen regelmäßig am Wochenende. Der Pflegeberuf ist eine von Frauen dominierte Branche. Im Jahr 2018 wurden 79 Prozent weibliche Berufstätige im gesamten Gesundheitswesen gezählt (Vgl. Statistisches Bundesamt, 2020). Die Arbeit im Schichtdienst kann zu körperlichen und psychischen Beschwerden bei den Pflegekräften führen. Körperliche Beschwerden können beispielsweise in Folge der Versorgung schwerer und aufwendiger Patient*innen oder auch durch gesteigerte Arbeitsbelastung kommen. Schlafdefizite und Stress bleiben im Wechselschichtdienst nicht aus. Diese Faktoren beeinflussen wiederrum die Abwehrfunktion des Körpers negativ und schwächen das Immunsystem. So steigt das Risiko für Pflegekräfte an kardiovaskulären Erkrankungen, wie beispielsweise Bluthochdruck, und an stoffwechselbedingten Erkrankungen, wie beispielsweise Diabetes mellitus, zu erkranken. Des Weiteren gehören gastrointestinale Beschwerden ebenfalls zu möglichen gesundheitlichen Folgen des Schichtdienstes. Die unregelmäßige Einnahme von Mahlzeiten und die psychische Belastung können Sodbrennen und die Entstehung eines Reizdarmsyndroms bedingen. Die Versorgung von Menschen, welche in ihrer Selbstständigkeit eingeschränkt und beispielsweise auf Hilfe bei der Körperpflege angewiesen sind, kann zu ungünstigen Belastungen des Bewegungsapparates führen. Pflegekräfte leiden dabei vermehrt unter Rückenschmerzen und Verspannungen. Es gibt ebenfalls einen Zusammenhang zwischen dem Arbeiten im Schichtdienst über längere Zeit hinweg und dem Risiko zur Entstehung von Gebärmutterhalskrebs und Darmkrebs (Vgl. Schmal, 2015, S. 34-37). „Das relative Unfallrisiko nimmt von der Früh- über die Spät- bis in die Nachtschicht zu." (Schmal, 2015, S. 37) Aufgrund von Konzentrationsstörungen und Müdigkeit, welche auf das Wechselschichtsystem und die Arbeit im Nachtdienst zurückzuführen sind, steigt das Risiko für Verletzungen. Nadelstichverletzungen mit kontaminiertem Material können Infektionen, wie beispielsweise HIV (Human Immunodeficiency Virus) oder Hepatitis, begünstigen (Vgl. Schmal, 2015, S. 34-37).

Neben den körperlichen Beschwerden kann der Schichtdienst ebenso zu psychischen Beschwerden führen. Der Pflegealltag ist vermehrt geprägt durch die Konfrontation mit herausfordernden Schicksalen von Patient*innen oder anderen belastenden Ereignissen. Dies kann sich auf Dauer negativ auf die psychische Gesundheit von Pflegekräften auswirken. Des Weiteren beeinflusst die Arbeit im Wechselschichtsystem und besonders die Arbeit in Nachtschichten den zirkadianen Rhythmus. Der ständig wiederholende Wechsel zwischen Früh-, Spät- und Nachtschicht bringen fortlaufende Veränderungen der eigenen Schlafgewohnheiten und des Schlafverhaltens. Dies bringt die Verschlechterung der subjektiven Schlafqualität und damit eine reduzierte Lebensqualität mit sich. Schlafstörungen im Schichtdienst machen sich häufig durch Schlaflosigkeit, vermehrte Tagesschläfrigkeit, Müdigkeit sowie Ein- und Durchschlafstörungen bemerkbar. Überstunden durch Unterbesetzung oder das sogenannte Einspringen aufgrund von Krankmeldung oder Personalnotstand kommen im Pflegeberuf vermehrt vor. Wenn eine gesteigerte Arbeitsbelastung über einen längeren Zeitraum bestehen bleibt und die*der Betroffene nicht ausreichend Ressourcen zur Bewältigung aufweist, kann dies zu einem Burnout-Syndrom führen. Die Arbeit im Schichtdienst begünstigt ebenfalls die Entstehung von Depressionen und Angststörungen (Vgl. Schmal, 2015, S. 34-37).

Im Jahr 2020 führte das Statistische Bundesamt eine Erhebung bezüglich der prozentualen Verteilung von Pflegekräften in Teilzeit- und Vollzeitbeschäftigung durch. Dabei arbeiteten 57 Prozent der Pflegekräfte in der Krankenpflege in Vollzeit und 43 Prozent in Teilzeit. In der Altenpflege überwiegte der Anteil der Teilzeitbeschäftigung unter den Altenpfleger*innen mit 55 Prozent, während dessen 45 Prozent in Vollzeit arbeiteten (Vgl. Radtke, 2022c). Diese Erhebung gibt Hinweise darauf, dass die Beschäftigten im Gesundheitswesen mit den körperlichen und psychischen Auswirkungen der Schichtarbeit konfrontiert sind und daher vermehrt in Teilzeitbeschäftigung arbeiten und nicht in Vollzeit.

## 3.2 Flexibilisierung als Personalbindungsstrategie

„Unter Mitarbeiterbindung werden alle Maßnahmen zusammengefasst, die ergriffen werden, um Mitarbeiter dauerhaft in einem Unternehmen zu halten." (Steffen et al., 2019, S. 46) Es existiert bereits eine Vielzahl an Angeboten bezüglich der Stärkung der Personalbindung, um den Stellenbesetzungsproblemen im Pflegeberuf entgegen zu wirken. Maßnahmen der Personalbindung sind beispielsweise Angebote zur Gesundheitsförderung, Qualifizierungs- und Entwicklungsmöglichkeiten, die individuelle Arbeitszeitgestaltung und finanzielle Anreize. Der Mittelpunkt der Angebote zur Personalbindung stellt die individuellen Bedürfnisse der Mitarbeitenden dar. Dabei wird ersichtlich, dass familienorientierte Angebote eine bedeutende Rolle einnehmen, da mehrheitlich Frauen im Pflegeberuf vertreten sind und der große Anteil von Teilzeitbeschäftigung Hinweise auf die Betreuung von Kindern gibt (Vgl. Steffen et al., 2019, S. 46-47). Die Vereinbarkeit von Privatleben und Arbeit stellt im Schichtdienst eine große Herausforderung dar. Das Arbeiten in unterschiedlichen Schichten, am Wochenende und an Feiertagen stimmen nicht mit den zeitlichen Gewohnheiten der Gesellschaft überein, sodass die soziale Teilhabe der Beschäftigten vermindert wird (Vgl. Schmal, 2015, S. 43-44). Familiäre und persönliche Gründe stellen zentrale Ursachen für den Austritt aus dem Pflegeberuf dar. Die Vereinbarkeit von Privatleben und Arbeit steht dabei im unmittelbaren Zusammenhang mit der Arbeitszufriedenheit. Diese wiederum ist bei geringer Ausprägung ausschlaggebend für die Entstehung von emotionaler Erschöpfung einhergehend mit Kündigungsabsicht und dem Wunsch nach Arbeitsplatzwechsel. Da der Pflegekräftemangel bereits stark ausgeprägt ist, spielt die Vereinbarkeit von Privatleben und Arbeit eine elementare Rolle bezüglich der Personalbindung im Pflegeberuf (Vgl. Raiber et al., 2020, S. 242). Die Wünsche bezüglich der Arbeitszeit sind abhängig von verschiedenen Faktoren unterschiedlicher Lebenssituationen der Beschäftigten. Einflussfaktoren auf die Wünsche stellen beispielsweise Partnerschaft und Elternschaft dar. 34 Prozent der Beschäftigten gaben im Jahr 2015 an minderjährige Kinder zu haben. Im Gegensatz zu den Beschäftigten ohne Kinder im Alter von unter 30 Jahren, welche zu 76 Prozent eine Stelle in Vollzeitbeschäftigung vorziehen, überwiegt der Wunsch nach Teilzeitbeschäftigung bei den Beschäftigten mit Kindern (Vgl. Wöhrmann et al., 2016, S. 92-93). „Das Leben der Familien richtet sich nach dem Tagesrhythmus unserer ganzen Gesellschaft." (Bauer, 2006, S. 99) Die Arbeit in unterschiedlichen Schichten, am Wochenende sowie an Feiertagen kann negative Auswirkungen auf Partnerschaft und Kinderbetreuung nehmen. Die Möglichkeiten der gemeinsamen Freizeit sind im Schichtdienst eingeschränkt (Vgl. Bauer, 2006, S. 99). „Das Kinderbetreuungsangebot, das berufstätigen Eltern zur Verfügung steht, ist in erster Linie auf die Bedürfnisse der regelmäßig im Tagdienst arbeitenden Bevölkerung ausgerichtet." (Bauer, 2006, S. 105) Teilweise stellen Krankenhäuser den Beschäftigten mit Kindern ein Angebot zur Kinderbetreuung zur Verfügung. Dieses Betreuungsangebot beinhaltet jedoch meistens den durchschnittlichen Zeitraum zwischen 6 bis 17 Uhr und deckt damit nicht alle Schichten im Zwei- oder Dreischichtsystem ab (Vgl. Bauer, 2006, S. 105). Alleinerziehende Beschäftigte, welche ohne Partner*in mindestens ein minderjähriges Kind im Hausstand betreuen, stehen vor enormen Herausforderungen bezüglich der Vereinbarkeit von Familie und Arbeit während der Schichtarbeit. Laut einer Befragung im Jahr 2015 sind schätzungsweise 5 Prozent der Befragten alleinerziehend. Der Frauenanteil liegt hierbei bei 75 Prozent. Ca. 40 Prozent der Alleinerziehenden arbeiten in Teilzeitbeschäftigung, vermutlich um den Pflichten bezüglich der Kinderbetreuung angemessen nachkommen zu können. Je weniger Stunden im Monat gearbeitet werden, desto weniger verdient dementsprechend auch die*der Beschäftigte. 39 Prozent der Alleinerziehenden geben an, vor finanziellen Herausforderungen aufgrund der Höhe des Einkommens zu stehen. Auf der anderen Seite geben 28 Prozent der Alleinerziehenden, welche in Vollzeitbeschäftigung arbeiten, an unzufrieden mit der Vereinbarkeit von Familie und Beruf zu sein. Ebenso sind Alleinerziehende vermehrt von Beschwerden wie Müdigkeit, körperlicher Erschöpfung und Niedergeschlagenheit betroffen als Menschen, welche in Partnerschaft und mit Kindern leben (Vgl. Wöhrmann et al., 2016, S. 96-97).

Aktuell herrscht in Deutschland ein Pflegekräftemangel im Gesundheitssektor. Der Bedarf an Pflegekräften wird in Zukunft ebenfalls weiter steigen. Daraus lässt sich schließen, dass Pflegekräften bezüglich der Wahl ihres Arbeitsplatzes eine Vielzahl an möglichen Arbeitgeber*innen zur Verfügung steht. Aufgrund dessen ist die Personalbindung für die*den einzelne*n Arbeitgeber*in von besonderer Wichtigkeit. Eine bedeutende Personalbildungsstrategie stellt die Flexibilisierung und Individualisierung der Arbeitszeiten dar. Dabei empfiehlt es sich, die einzelnen Wünsche und auch Lebenssituationen jedes einzelnen Mitarbeitenden miteinzuschließen und zu berücksichtigen.

Am Beispiel des alleinerziehenden Vaters oder der alleinerziehenden Mutter könnten die Arbeitszeiten an die Betreuungszeiten des Kindes angepasst werden. Somit könnte auf der einen Seite die Zufriedenheit und auch Gesundheit der Alleinerziehenden gesichert werden und auf der anderen Seite könnte dem hohen Anteil an Teilzeitbeschäftigung entgegengewirkt werden. Mitarbeitende könnten ebenfalls in Vollzeitbeschäftigung arbeiten, vorausgesetzt die Arbeitszeiten berücksichtigen die angemessene Kinderbetreuung. Eine effektive Personalbindung durch Flexibilisierung und Individualisierung der Arbeitszeiten stellt ebenfalls eine Präventionsstrategie gegen das frühzeitige Verlassen des Pflegeberufes dar. Zusammenfassend lässt sich sagen, dass eine hochwertige Personalbindung eine Win-win-Situation sowohl für die Mitarbeitenden als auch für das Unternehmen darstellt. Dabei weisen Mitarbeitende eine hohe Zufriedenheit, eine gesteigerte Leistungsfähigkeit, Motivation und mentale sowie körperliche Gesundheit auf währenddessen das Unternehmen den Personalstand sichern kann und die Wettbewerbsfähigkeit, die Arbeitsplatzattraktivität und Innovationsfähigkeit gewährleisten kann (Vgl. BAuA, 2019, S. 25).

# 4 Flexible Arbeitszeitmodelle in der Pflege

Das ausgeglichene Verhältnis zwischen Arbeit und Privatleben wird als die sogenannte Work-Life-Balance (WLB) beschrieben. Flexible und individualisierte Arbeitszeiten können die Sicherung der WLB unterstützen (Vgl. BAuA, 2019, S. 17). „In dieser Hinsicht gibt es flexible Arbeitszeitmodelle, die eine bessere WLB bei guter Gestaltung möglich machen und solche, die dies von vornherein eher verhindern." (BAuA, 2019, S. 17) Flexible Arbeitszeitmodelle kennzeichnen die stetige Anpassung der Arbeitszeiten zum einen an den Bedarf des Unternehmens als auch an den Wünschen und Lebenssituationen der Beschäftigten. Ein Vorteil, welche durch eine effektive Flexibilisierung der Arbeitszeiten entstehen kann, ist beispielsweise die Steigerung der Arbeitsplatzattraktivität. Menschen entscheiden sowohl im privaten als auch bezüglich der Arbeit gern autonom (Vgl. BAuA, 2019, S. 12). Unternehmen, welches eine gesicherte Selbstbestimmung über die eigene Verwendung der Zeit ermöglicht, gelten „[...] als attraktive Arbeitgeber mit guten Rekrutierungschancen am Arbeitsmarkt." (BAuA, 2019, S. 12) Des Weiteren sind flexible Arbeitszeitmodelle eine effektive Möglichkeit der Personalbindung. Im Pflegeberuf, gezeichnet von einem Fachkräftemangel, stellt dies einen großen Wettbewerbsvorteil dar. Neben der Arbeitsplatzattraktivität stärken flexible Arbeitszeitmodelle ebenfalls die Motivation und steigern die Lebensqualität der Mitarbeitenden. Eine hohe Motivation bringt eine effektive Produktivität in der Verrichtung der Arbeit mit sich. Besonders im Schichtdienst fallen die psychischen und physischen Belastungen groß aus. Flexible Arbeitszeitmodelle fördern die Vereinbarkeit von Familie und Arbeit und tragen zu einer besseren WLB bei. Dies führt unter den Beschäftigten zu mehr Zufriedenheit und fördert die psychische und physische Gesundheit auf längere Zeit (Vgl. BAuA, 2019, S. 12-13). Es gibt eine Vielzahl an verschiedenen Arbeitszeitmodellen. Es lassen grundsätzlich zwei Formen unterscheiden. Zum einen Arbeitszeitmodelle, welche Flexibilisierungsmöglichkeiten für

Beschäftigte bieten und solche, welche Flexibilitätsanforderungen an die Mitarbeitenden stellen. Flexibilisierungsmöglichkeiten bieten hierbei beispielsweise Teilzeit, Gleitzeit und Vertrauensarbeitszeit. Flexibilisierungsanforderungen sind wiederum in Arbeitszeitmodellen wie Nacht- und Schichtarbeit, Bereitschaftsdient und Rufbereitschaft zu finden (Vgl. BAuA, 2019, S. 25). Der Pflegeberuf ist durch eine Rund-um-die-Uhr-Versorgung gekennzeichnet. Das Arbeiten in Schichten, am Wochenende sowie an Feiertagen erschweren die Vereinbarkeit von Familie und Beruf. Es gibt eine Vielzahl an Arbeitszeitmodellen, welche die WLB erheblich fördern. Jedoch eignen sich nicht alle Arbeitszeitmodelle ohne Einschränkungen für jegliche Berufsbranchen. Arbeitszeitmodelle, welche nicht realisierbar für den Pflegeberuf sind, sind beispielsweise Gleitzeit oder Homeoffice. Auch wenn aufgrund der Rund-um-die-Uhr-Betreuung in der Pflege nicht alle Arbeitszeitmodelle in Frage kommen, gibt es dennoch Möglichkeiten für neuartige Arbeitszeitmodelle außerhalb vom gängigen Schichtsystem (Vgl. Schäfer, 2019). Im Pflegeberuf besteht die Möglichkeit im Schichtdienst generell beispielsweise auf Nachtdienste oder das Arbeiten am Wochenende zu verzichten (Vgl. Schmal, 2015, S. 6). Dies macht sich jedoch ebenfalls im Gehalt bemerkbar, da es bei der Schichtarbeit sogenannte Zuschläge und Schichtzulagen gibt, welche beispielsweise im Nachtdienst, am Wochenende und Feiertagen ausgezahlt werden (Vgl. Arbeitsrechte.de, 2022).

Des Weiteren besteht die Möglichkeit der Teilzeitbeschäftigung. Diese unterscheidet sich von der regulären Arbeitszeit durch die Verringerung der Stundenanzahl. Dabei gibt es eine Vielzahl von unterschiedlichen Formen. Eine gängige Form der Teilzeitbeschäftigung stellt die Halbtagsstelle dar mit 20 Stunden pro Woche. Teilzeit wird vermehrt von Frauen genutzt und stellt durch den frauendominierten Pflegeberuf ein gängiges Arbeitszeitmodell dar (Vgl. BAuA, 2019, S. 26).

Um den Verbleib von älteren Pflegekräften im Beruf sicherzustellen und dem vorzeitigen Austritt aus dem Pflegeberuf entgegenzuwirken, gibt es die Möglichkeit der Altersteilzeit. Dabei werden den älteren Pflegekräften die Möglichkeit der Arbeitszeitreduzierung im Übergang zum Ruhestand angeboten. Dies kann beispielsweise durch die Verminderung der Stundenanzahl auf 50 Prozent oder die stufenweise Verringerung der Arbeitszeit erfolgen (Vgl. BAuA, 2019, S. 30). Dabei steht die*der Arbeitgeber*in in der Verpflichtung, das Gehalt der Fachkräfte in Altersteilzeit aufzustocken (Vgl. Bundesministerium für Arbeit und Soziales, 2021).

Arbeitszeitkonten stellen ein wichtiges Instrument bezüglich der Flexibilisierung der Arbeitszeiten im Pflegeberuf dar. Dabei werden Abweichungen von der vereinbarten Arbeitszeit dokumentiert und in ein Zeitguthaben zusammengefasst. Es wird zwischen Kurzzeit- und Langzeitkonto unterschieden. Das angesammelte Zeitguthaben kann im Fall eines Kurzzeitkontos im Verlauf der Zeit durch beispielsweise die Reduzierung von den zu leistenden Diensten im Monat ausgeglichen werden. Eine Möglichkeit eines Langzeitkontos besteht in der Ansammlung von Zeitguthaben, welches als Ganzes durch den früheren Eintritt in die Rente beansprucht wird (Vgl. BAuA, 2019, S. 21).

Das sogenannte 7/7 Modell ist ein weiteres Arbeitszeitmodell, welches vermehrt in der Pflegebranche zum Einsatz kommt. Dabei arbeiten Pflegekräfte an sieben aufeinanderfolgenden

Tagen für zehn Arbeitsstunden mit zusätzlich zwei Pausenstunden vor Ort, und haben anschließend sieben Tage am Stück frei. Das 7/7 Modell besteht demnach aus einem Zweischichtsystem (Vgl. Makus, 2021).

Neben den verschiedenen Arbeitszeitmodellen gibt es zusätzlich konkrete Vorschläge, um die Rahmenbedingungen des Pflegeberufs attraktiver zu gestalten. Hierbei ist das Modell der 35-Stunden-Woche zu nennen. Dabei sollte die wöchentliche Arbeitszeit auf 35 Stunden bei voller Bezahlung reduziert werden. Dieses Modell konnte jedoch bisher nicht durchgesetzt werden (Vgl. Deutsches Ärzteblatt, 2020).

Neben den allgemeinen Möglichkeiten der Flexibilisierung der Arbeitszeitmodelle im Pflegeberuf gibt es einige Modelle, welche die Flexibilisierung und Individualisierung der Arbeitszeiten ganz konkret umsetzen und teilweise in deutschen Krankenhäusern bereits eingeführt wurden. Die Einführung eines neuartigen Arbeitszeitmodells unterliegt einem Prozess, welcher im folgenden Kapitel kurz beleuchtet wird. Anschließend werden zwei flexible Arbeitszeitmodelle vorgestellt, zum einen das „UniFlexTeam" und zum anderen das Pilotprojekt „SITA".

## 4.1   Ein neues Arbeitszeitmodell einführen: Vorgehensweise

Wenn ein Unternehmen die Einführung eines neuen Arbeitszeitmodells überdenkt, sollte sich bei der Planung an eine strukturierte Vorgehensweise gehalten werden, um den Prozess erfolgreich umsetzen zu können (Vgl. BAuA, 2019, S. 18). Die Einführung eines neues Arbeitszeitmodells erfolgt in aufeinander aufbauenden Schritten, welche in Anlehnung an das neunstufige Phasenmodell nach der Bundesanstalt für Arbeitsschutz und Arbeitsmedizin (BAuA) entwickelt wurde.

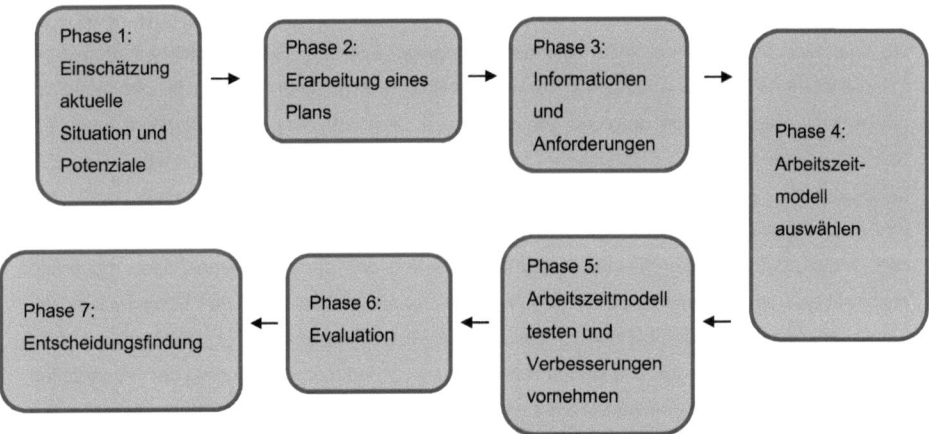

Abbildung 1: Phasenmodell zur Einführung eines neuen Arbeitszeitmodells (Eigene Darstellung in Anlehnung an BAuA, 2019, S. 18-19)

In der ersten Phase wird das bisher angewandte Arbeitszeitmodell des Unternehmens auf Vor- und Nachteile analysiert und mit der Betriebsleitung, dem Betriebsrat und den Mitarbeitenden diskutiert. Dabei wird evaluiert, ob die aktuelle Situation mit den Wünschen und Anforderungen übereinstimmt oder ob ein neues Arbeitszeitmodell von Nöten ist. Ist dies der Fall, folgt die zweite Phase. Hierbei wird ein Plan entwickelt, welcher die geplanten Veränderungen und den Beginn und das Ende der folgenden Phasen definiert. In der dritten Phase werden Informationen über die rechtlichen Rahmenbedingungen, Empfehlungen und allgemein über verschiedene Arbeitszeitmodelle gesammelt. Ebenfalls werden die Anforderungen an das neue Arbeitszeitmodell, mit Beachtung der Wünsche der Beschäftigten sowie den gesetzlichen, tariflichen und betriebliche Regelungen, definiert. Folgend wird sich in Phase vier für ein geeignetes Arbeitszeitmodell entschieden. In der fünften Phase wird das gewählte Arbeitszeitmodell in der Praxis getestet. Parallel dazu werden Erfahrungen ausgetauscht und bestehende Defizite beschrieben, um mögliche Lösungen und Verbesserungen zu erarbeiten und umzusetzen. In der sechsten Phase erfolgt die Evaluation. Dabei wird analysiert, ob die Ziele und Erwartungen an das neue Arbeitszeitmodell erfüllt wurden. In der siebten und letzten Phase erfolgt die Entscheidungsfindung bezüglich der Aufnahme oder Aufhebung des neuen Arbeitszeitmodells (Vgl. BAuA, 2019, S. 18-19).

## 4.2    Vorstellung des flexiblen Arbeitszeitmodells: „UniFlexTeam"

In Deutschland hat die Universitätsmedizin Rostock ein neues Arbeitszeitmodell für Pflegekräfte eingeführt. Das Programm „UniFlexTeam" beschäftigt Pflegekräfte, welche flexible Arbeitszeiten aufgrund ihrer aktuellen Lebenssituation benötigen. Dabei kompensiert das „UniFlexTeam" Personalausfälle auf Station aufgrund von Urlaub, Krankheit oder Weiterbildung. Die Mitarbeitenden werden dort eingesetzt, wo Bedarf besteht. Organisiert ist dies in festen Dienstplänen, welche an die speziellen Wünsche der Mitarbeitenden angepasst sind. Die Beschäftigten erhalten dann Informationen darüber, welcher Dienst auf welcher Station abgehalten werden soll. Das Modell ist geeignet für Personen, die aufgrund der derzeitigen Lebenssituation, beispielsweise durch ein Studium oder durch familiäre Situationen, nicht im Dreischichtsystem arbeiten können. So könnten beispielsweise Alleinerziehende die Arbeitszeiten so gestalten, dass diese mit den Kinderbetreuungszeiten übereinstimmen. Ursprünglich kommt das Modell aus den Niederlanden (Vgl. Millich, 2020). Aufgrund des Schichtdienstes und den damit einhergehenden möglichen psychischen und physischen Beschwerden sowie der Herausforderung der Vereinbarkeit von Familie und Beruf verlassen vermehrt Fachkräfte den Pflegeberuf. Das Modell „UniFlexTeam" wirkt dieser Entwicklung entgegen und stärkt mit Flexibilisierung und Individualisierung der Arbeitszeiten die Personalbindung. Mitarbeitenden aus dem „UniFlexTeam" werden auf Stationen eingesetzt, auf denen beispielsweise ein erhöhter Pflegeaufwand durch aufwendig zu versorgende Patient*innen oder Krankheitsfällen im Team herrschen. Demnach hat das Modell nicht nur positive Effekte auf die Mitarbeitenden im „UniFlexTeam", sondern ebenso auf die Arbeit auf Station. Das Modell zeigt eine entlastende Wirkung auf das fest angestellte Pflegepersonal. Unvorhersehbare Ausfälle durch Krankheit oder drohende Unterbesetzung muss demnach nicht mehr mit dem fest angestellten Personal von Station kompensiert werden, welche aus dem Frei oder Urlaub geholt werden müssen. Geeignet ist die Arbeit im „UniFlexTeam" für examinierte Pflegekräfte in Elternzeit, Studierende mit abgeschlossener Pflegeausbildung, Pflegekräfte nach unmittelbarem Abschluss des Examens, um Erfahrungen in verschiedene Fachrichtungen sammeln zu können sowie für examinierte Pflegekräfte mit zu pflegenden Familienangehörigen (Vgl. Universitätsmedizin Rostock, n.d.).

## 4.3 Vorstellung des flexiblen Arbeitszeitmodells: „Pilotprojekt SITA"

„Der Träger Diako Thüringen sucht im Pilotprojekt „SITA" Lösungsansätze über ein 12-Stunden-Schichtmodell, eine Dienstplanungs-App und ganz viel Mitarbeiter-Mitbestimmung." (Schäfer, 2019) Die Abkürzung „SITA" steht für „Schichtdienstmodell und IT-gestützte Dienstplanung in der stationären Altenhilfe". Ziel des Projektes ist die Erarbeitung von innovativen und digitalen Konzepten zusammen mit den Mitarbeitenden bezüglich der Dienstplangestaltung (Vgl. Verband diakonischer Dienstgeber in Deutschland, n.d.). Erarbeitet wurden Lösungsvorschläge zum einen durch die Befragungen der Mitarbeitenden und das Einbeziehen der Hochschule Fulda, um das Projekt auf wissenschaftlicher Ebene zu bearbeiten. Während der Befragung der Mitarbeitenden wurde deutlich, dass das sogenannte „Einspringen" aufgrund von Personalengpässen und das Arbeiten am Wochenende als sehr belastend wahrgenommen wird. Daraus entstanden zum einen Prämien für das Einspringen, welche quasi als Zulage an die Mitarbeitenden gezahlt werden, und die Reduzierung der Arbeit am Wochenende durch die Entwicklung eines 12-Stunden-Schichtmodells. Dabei wurde die zu leistende Arbeitszeit am Wochenende auf 12 Stunden erhöht, wobei sich insgesamt die zu leistenden Wochenenddienste reduziert haben. Bezüglich der Entwicklung von innovativen und digitalen Konzepten wurde eine Dienstplan-App eingeführt. Mithilfe dieser App können Mitarbeitende über das Smartphone auf den Dienstplan zugreifen. Weiterhin können individuelle Einsatzwünsche hinterlegt und Dienste getauscht werden. Dadurch entsteht ein entlastender Effekt für die Stationsleitung, welche für die Gestaltung der Dienstpläne verantwortlich ist (Vgl. Schäfer, 2019). Die App „[...] übernimmt den bürokratischen Vorgang der Freigabe von Tauschanfragen und die Dienstplangestaltung an sich." (Verband diakonischer Dienstgeber in Deutschland, n.d.) Des Weiteren unterliegt die App einem lernenden Algorithmus. Auf längere Zeit gesehen analysiert dieser die Dienstpläne und erkennt, welche Mitarbeitenden gern zusammenarbeiten und welcher Dienst, ob Früh-, Spät- oder Nachtdienst, dabei präferiert wird. Die daraus gewonnen Erkenntnisse können zukünftig in die Dienstplangestaltung einbezogen werden. Eine bestehende große Herausforderung bei der Umsetzung der Dienstplan-App liegt im Thema Datenschutz. Beispielsweise lässt sich dabei die Thematik Krankmeldung nennen. Die App registriert gemeldete Krankschreibungen, wobei andere Mitarbeitende aus dem Team diese ebenfalls einsehen können. Dieses Thema unterliegt jedoch dem Datenschutz jeder einzelnen Person, gibt jedoch auf der anderen Seite auch wichtige Hinweise für die Dienstplanung durch die Analyse der Krankenbestände. Beispielsweise bringen Grippewellen ebenfalls beträchtlichen Ausfall beim Pflegepersonal. Durch die Analyse kann berechnet werden, zu welcher Zeit mit einem erhöhten Personalausfall zu rechnen ist, um anschließend darauf mit der frühzeitigen Einplanung von Zeitarbeitskräften entgegen zu wirken (Vgl. Schäfer, 2019). Zusammenfassend lässt sich festhalten, dass die Dienstplan-App einen positiven Einfluss auf die Personalbindung nimmt, da die individuellen Wünsche und auch die Mitbestimmung der Beschäftigten mehr eingebunden werden und dies zu einer höheren Zufriedenheit führt. Der Einsatz von dem sogenannten 12-Stunden-Schichtmodell am Wochenende stärkt die Vereinbarkeit von Familie und Beruf bei den Mitarbeitenden durch die Reduzierung der zu leistenden Wochenenddiensten. Dies wirkt sich ebenfalls positiv auf die Personalbindung aus (Vgl. Verband diakonischer Dienstgeber in Deutschland, n.d.).

# 5 Fazit

Der Fachkräftemangel im Pflegeberuf stellt Krankenhäuser und weitere Versorgungseinrichtungen vor enorme Herausforderungen. Die Entwicklung des demografischen Wandels, der wirtschaftliche Druck und der damit einhergehende erhöhte Arbeitsaufwand für alle an der Versorgung Beteiligten sowie die physischen und psychischen Belastungen, welcher der Pflegeberuf mit sich bringt, macht deutlich, dass das Thema Personalbindung eine fundamentale Rolle einnimmt. Die individuellen und familienorientierten Bedürfnisse der Pflegekräfte stehen dabei im Mittelpunkt (Vgl. Steffen et al., 2019, S. 46-47). Das gängige Arbeitszeitmodell des Pflegeberufs Schichtarbeit stellt Pflegekräfte vor enorme Herausforderung bezüglich der Vereinbarkeit von Familie und Beruf. Die Thematik Flexibilität und Individualisierung der Arbeitszeiten im Pflegeberuf gewinnt demnach immer mehr an Bedeutung. Das Angebot von flexiblen Arbeitszeitformen reduziert den Wunsch von Pflegekräften die Arbeitszeit zu vermindern oder frühzeitig aus dem Pflegeberuf auszutreten. Die Bereitstellung von flexiblen Arbeitszeitmodellen erleichtert den Arbeitnehmer*innen die Vereinbarkeit von Familie und Beruf und steigert die Attraktivität der*des Arbeitgeber*in und des Berufsbilds (Vgl. Raiber et al., 2020, S. 247). Arbeitgeber*innen stehen vor der Herausforderung, neues Pflegepersonal zu generieren und Maßnahmen sowie Angebote zu schaffen, welches die Pflegekräfte an das Unternehmen bindet. Obwohl es bereits eine Vielzahl an Arbeitszeitmodellen gibt, welche im Pflegeberuf Flexibilität unterstützen, sowie Modelle die bereits etabliert sind, sind diese noch nicht ausreichend flächendeckend etabliert (Vgl. Steffen et al., 2019, S. 46). Es liegt im Interesse der Arbeitgeber*innen, der Pflegekräfte und auch der gesamten Gesellschaft die Flexibilisierung und Individualisierung der Arbeitszeiten des Pflegepersonals zu ermöglichen, um Mitarbeitende an das Unternehmen zu binden, die Attraktivität des Berufsbildes zu stärken, dem Pflegekräftemangel entgegenzuwirken sowie die professionelle Versorgung der Gesellschaft zukünftig sichern zu können. Neben der Betrachtung der Arbeitszeitmodelle können auch weitere Ideen und Überlegungen untersucht werden. Im Pflegeberuf werden Nachtdienste, das Arbeiten am Wochenende und Feiertage mit Zuschlägen und Schichtzulagen belohnt. Zusätzlich könnte durch mehr Freizeitausgleich der Pflegeberuf attraktiver gestaltet werden. Zum Beispiel könnte das Arbeiten in der Nacht, an Wochenenden und Feiertagen mit anteiliger Erhöhung einer Urlaubspauschale belohnt werden. Auch können Angebote für Mitarbeitende, wie zum Beispiel Organisation und anteilige Bezahlung von mobilen Massageangeboten oder betrieblichen Sportangeboten durch die*den Arbeitgeber*in einen positiven Einfluss auf die Personalbindung und Zufriedenheit haben.

# III. Literaturverzeichnis

Arbeitsrechte.de (2022). *Schichtarbeit: Über Arbeitszeiten, Schichtzulagen und Gesundheitsrisiken.* Abgerufen am: 10.03.2022, von: https://www.arbeitsrechte.de/schichtarbeit/#Schichtzuschlaege

Bauer, G.F. (April 2006). *Erhebung und Bewertung der Gesundheitsverträglichkeit der Arbeitszeitmodelle Schweizer Intensivpflegestationen.* In: Pflege. 19(2):97-107. DOI: 10.1024/1012-5302.19.2.97

Breinbauer, M. (2020). *Arbeitsbedingungen und Arbeitsbelastungen in der Pflege: eine empirische Untersuchung in Rheinland-Pfalz.* Springer Verlag.

Bundesanstalt für Arbeitsschutz und Arbeitsmedizin (2019). *Flexible Arbeitszeitmodelle: Überblick und Umsetzung.* 2. Auflage, Kettler GmbH, Bönen. DOI: 10.21934/baua:praxis20172019

Bundesministerium für Arbeit und Soziales (2021). *Altersteilzeit – Schrittweise in den Ruhestand.* Abgerufen am: 10.03.2022, von: https://www.bmas.de/DE/Arbeit/Arbeitsrecht/Teilzeit-flexible-Arbeitszeit/Teilzeit/altersteilzeit-artikel.html

Deutsches Ärzteblatt (2016). *Arbeitsbelastung für Pflegekräfte drastisch gestiegen.* Abgerufen am: 15.03.2022, von: https://www.aerzteblatt.de/nachrichten/69550/Arbeitsbelastung-fuer-Pflegekraefte-drastisch-gestiegen

Deutsches Ärzteblatt (2020). *Pflegemangel: Streit um Finanzierung der 35-Stunden-Woche.* Abgerufen am: 10.03.2022, von: https://www.aerzteblatt.de/nachrichten/108908/Pflegemangel-Streit-um-Finanzierung-der-35-Stunden-Woche

Deutscher Gewerkschaftsverbund (2019). *Schichtarbeit: Definition, Modelle, Gesetze, Gesundheit: Was Schichtarbeit, Nachtarbeit und Schichtdienste für Arbeitnehmerinnen und Arbeitnehmer bedeuten.* Abgerufen am: 01.03.2022, von: https://www.dgb.de/themen/++co++61297958-005f-11e8-9602-52540088cada

Deutscher Pflegerat e.V. (April 2015). *Im Fokus: Ältere Mitarbeiter in den Pflegeberufen und im Hebammenwesen.* Abgerufen am: 10.03.2022, von: https://deutscher-pflegerat.de/wp-content/uploads/2020/02/focus-dpr_position_aeltere-Mitarbeiter-in-der-Pflege-300315.pdf

Deutsche Rentenversicherung (2022). *Wann kann ich in Rente gehen?; Jetzt für das Alter planen – Die richtige Rente für Sie.* Abgerufen am: 15.03.2022, von: https://www.deutsche-rentenversicherung.de/DRV/DE/Rente/Kurz-vor-der-Rente/Wann-kann-ich-in-Rente-gehen/Wann-kann-ich-in-Rente-gehen_detailseite.html

Flintrop, J. (17. November 2006). *Auswirkungen der DRG-Einführung: Die ökonomische Logik wird zum Maß der Dinge.* In: Deutsches Ärzteblatt. Jg.103, Heft 46. https://www.aerzteblatt.de/archiv/53507/Auswirkungen-der-DRG-Einfuehrung-Die-oekonomische-Logik-wird-zum-Mass-der-Dinge

GKV-Spitzenverband (2017). *Pflegebedürftigkeitsbegriff.* Abgerufen am: 28.02.2022, von: https://www.gkv-spitzenverband.de/pflegeversicherung/pv_grundprinzipien/pflegebeduerftigkeitsbegriff/s_pflegebeduerftigkeitsbegriff.jsp

Hasselhorn, H.-M., Müller, B. H., Tackenberg, P., Kümmerling, A. & Simon, M. (2005). *Berufsausstieg bei Pflegepersonal: Arbeitsbedingungen und beabsichtigter Berufsausstieg bei Pflegepersonal in Deutschland und Europa.* Abgerufen am: 15.03.2022, von: https://www.baua.de/DE/Angebote/Publikationen/Schriftenreihe/Uebersetzungen/Ue15.pdf?__blob=publicationFile&v=6

Kühn, F. (2017). Bundeszentrale für politische Bildung: *Die demografische Entwicklung in Deutschland: Eine Einführung.* Abgerufen am: 28.02.2022, von: https://www.bpb.de/themen/soziale-lage/demografischer-wandel/196911/die-demografische-entwicklung-in-deutschland/

Makus, C. (2021). CareTRIALOG: *Flexible Arbeitszeitmodelle in der Pflege.* Abgerufen am: 02.03.2022, von: https://www.caretrialog.de/flexible-arbeitszeitmodelle-in-der-pflege?web=1&wdLOR=c0BA53423-0AF6-DD44-876F-028ECE33ADFA

Millich, N. (August 2020). *Universitätsmedizin Rostock: Flexibles Arbeitszeitmodell für die Pflege.* Abgerufen am: 09.03.2022, von: https://www.bibliomed-pflege.de/news/flexibles-arbeitszeitmodell-fuer-die-pflege

Radtke, R. (2022a). Statista: *Prognostizierter Bedarf an stationären und ambulanten Pflegekräften\* in Deutschland bis zum Jahr 2035.* Abgerufen am: 28.02.2022, von: https://de.statista.com/statistik/daten/studie/172651/umfrage/bedarf-an-pflegekraeften-2025/

Radtke, R. (2022b). Statista: *Entwicklung der Lebenserwartung bei Geburt in Deutschland nach Geschlecht in den Jahren von 1950 bis 2060 (in Jahren).* Abgerufen am: 28.02.2022, von: https://de.statista.com/statistik/daten/studie/273406/umfrage/entwicklung-der-lebenserwartung-bei-geburt-in-deutschland-nach-geschlecht/

Radtke, R. (2022c). Statista: *Anteil Teilzeitbeschäftigter in der Pflege in Deutschland nach Pflegeart im Jahr 2020.* Abgerufen am: 02.03.2022, von: https://de.statista.com/statistik/daten/studie/1029912/umfrage/anteil-teilzeitbeschaeftigter-in-der-pflege-in-deutschland-nach-pflegeart/

Raiber, L., Boscher, C., Fischer, F. & Winter, M.H.-J. (18. November 2020). *Vereinbarkeit von Beruf und Privatleben als Präventions- und Personalbindungsstrategie: Ergebnisse einer schriftlichen Befragung von Personalverantwortlichen in der Pflegebranche.* In: Prävention und Gesundheitsförderung. 16(3):242-248. Springer Berlin Heidelberg.

Robert Koch-Institut (n.d.). *Gesundheit im Alter.* Abgerufen am: 28.02.2022, von: https://www.rki.de/DE/Content/Gesundheitsmonitoring/Themen/Gesundheit_im_Alter/Ges_alter_node.html

Rudnicka, J. (2022). Statista: *Lebensarbeitszeit in Deutschland nach Geschlecht bis 2020.* Abgerufen am: 15.03.2022, von: https://de.statista.com/statistik/daten/studie/827899/umfrage/lebensarbeitszeit-in-deutschland-nach-geschlecht/

Schäfer, M.R. (Januar 2019). *Digitale Dienstplanung und neue Arbeitszeitmodelle in der Pflege für mehr Mitarbeiterzufriedenheit.* Abgerufen am: 09.03.2022, von: https://recruiting2go.de/arbeitszeitmodelle-pflege-soziale-berufe/digitale-dienstplanung-und-neue-arbeitszeitmodelle-in-der-pflege-fuer-mehr-mitarbeiterzufriedenheit/

Schmal, J. (2015). *Ausgeschlafen? - Gesund bleiben im Schichtdienst für Gesundheitsberufe.* Springer Verlag Berlin Heidelberg.

Statistisches Bundesamt (2020). *Pressemitteilung Nr. N 019 vom 24. April 2020.* Abgerufen am: 01.03.2022, von: https://www.destatis.de/DE/Presse/Pressemitteilungen/2020/04/PD20_N019_231.html

Statistisches Bundesamt (2022). *Bevölkerung: Mehr Pflegebedürftige.* Abgerufen am: 28.02.2022, von: https://www.destatis.de/DE/Themen/Querschnitt/Demografischer-Wandel/Hintergruende-Auswirkungen/demografie-pflege.html

Steffen, P., Blum, K., Löffert, S. & Offermanns, M. (2019) *Mitarbeiterbindung in der Pflege: Was ist aus der Sicht der Krankenhäuser schon umgesetzt?.* In: KU Gesundheitsmanagement. Heft 5. Abgerufen am: 10.03.2022, von: https://www-wiso-net-de.pxz.iubh.de:8443/document/KU__3155032646?ZG_PORTAL=portal_ebsco

Universitätsmedizin Rostock (n.d.). *Arbeite, wann du willst als Pflegefachkraft im UniFlexTeam.* Abgerufen am: 09.03.2022, von: https://www.med.uni-rostock.de/karriere/bewerberportal/uniflexteam

Verband diakonischer Dienstgeber in Deutschland (n.d.). *„Wir haben uns verpflichtet, Ergebnisse zu liefern!".* Angerufen am: 08.03.2022, von: https://www.v3d.de/startseite/unsere-veroeffentlichungen/die-diakonischen-unternehmen/best-practice/sita/

Wöhrmann, A., Gerstenberg, S., Hünefeld, L., Pundt, F., Reeske-Behrens, A., Brenscheidt, F. & Beermann, B. (2016). *Arbeitszeitreport Deutschland 2016.* Abgerufen am: 08.03.2022, von: https://www.baua.de/DE/Angebote/Publikationen/Berichte/F2398.pdf?__blob=publicationFile&v=9

# BEI GRIN MACHT SICH IHR WISSEN BEZAHLT

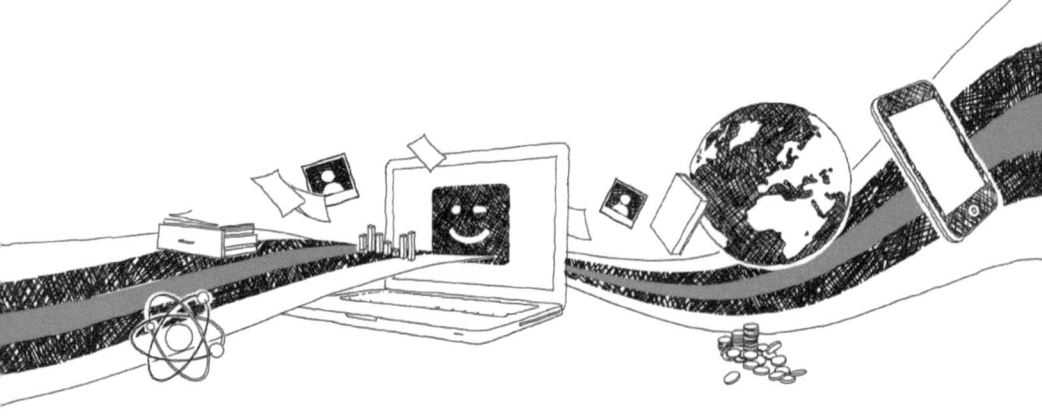

- Wir veröffentlichen Ihre Hausarbeit,
  Bachelor- und Masterarbeit

- Ihr eigenes eBook und Buch -
  weltweit in allen wichtigen Shops

- Verdienen Sie an jedem Verkauf

Jetzt bei www.GRIN.com hochladen
und kostenlos publizieren

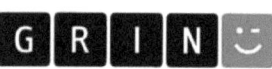